FACULTÉ DE MÉDECINE DE PARIS. N° 279.

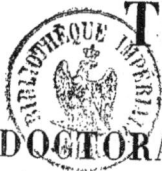

THÈSE

POUR

LE DOCTORAT EN MÉDECINE,

Présentée et soutenue le 30 août 1855,

Par JACQUES-JOACHIM DUCLUZAUX,

né à Grignols (Dordogne),

Bachelier ès Lettres et ès Sciences mathématiques.

ESSAI

SUR

LA MENSTRUATION.

Le Candidat répondra aux questions qui lui seront faites sur les diverses parties
de l'enseignement médical.

PARIS.

RIGNOUX, IMPRIMEUR DE LA FACULTÉ DE MÉDECINE,
rue Monsieur-le-Prince, 31.

1855

1855. — Ducluzaux.

FACULTÉ DE MÉDECINE DE PARIS.

Professeurs.

M. P. DUBOIS, DOYEN.   MM.

Anatomie.............................. DENONVILLIERS.
Physiologie........................... BÉRARD.
Physique médicale..................... GAVARRET.
Histoire naturelle médicale........... MOQUIN-TANDON.
Chimie organique et chimie minérale... WURTZ.
Pharmacie............................. SOUBEIRAN, Examinateur.
Hygiène............................... BOUCHARDAT, Président.
Pathologie médicale................... { DUMÉRIL.
                                       { N. GUILLOT.
Pathologie chirurgicale............... { GERDY.
                                       { J. CLOQUET.
Anatomie pathologique................. CRUVEILHIER.
Pathologie et thérapeutique générales. ANDRAL
Opérations et appareils............... MALGAIGNE.
Thérapeutique et matière médicale..... GRISOLLE.
Médecine légale....................... ADELON.
Accouchements, maladies des femmes en
  couches et des enfants nouveau-nés.. MOREAU.
                                       { BOUILLAUD.
                                       { ROSTAN.
Clinique médicale..................... { PIORRY.
                                       { TROUSSEAU.
                                       { VELPEAU.
                                       { LAUGIER.
Clinique chirurgicale................. { NÉLATON.
                                       { JOBERT DE LAMBALLE.
Clinique d'accouchements.............. P. DUBOIS.

Secrétaire, M. AMETTE.

Agrégés en exercice.

MM. ARAN.   MM. LECONTE.
    BECQUEREL.   ORFILA.
    BOUCHUT.   PAJOT.
    BROCA.   REGNAULD.
    DELPECH.   RICHARD.
    DEPAUL.   RICHET, Examinateur.
    FOLLIN.   ROBIN.
    GUBLER.   ROGER.
    GUENEAU DE MUSSY.   SAPPEY.
    HARDY.   SEGOND.
    JARJAVAY.   VERNEUIL.
    LASÈGUE, Examinateur.   VIGLA.

A LA MEMOIRE

DE MON PÈRE.

———

A MA MÈRE.

A MES FRÈRES.

A MES AMIS.

Je prie M. Bouchardat, professeur d'hygiène à la Faculté de Médecine, membre de l'Académie de Médecine, pharmacien en chef de l'Hôtel-Dieu, etc., M. Guérard, médecin de l'Hôtel-Dieu, membre de l'Académie de Médecine, du conseil d'hygiène et de salubrité du département de la Seine, etc., M. Martin-Magron, chirurgien du dispensaire de la Société philanthropique, de recevoir l'assurance de ma sincère gratitude pour la bienveillance et les savantes leçons dont ils m'ont toujours honoré.

ESSAI

SUR

LA MENSTRUATION.

CHAPITRE Ier.

GÉNÉRALITÉS.

§ I. — DÉFINITION.

La menstruation est une fonction dont le principal caractère apparent consiste dans un écoulement de sang ou de liquide séro-sanguinolent, qui se fait périodiquement par le conduit vulvo-utérin et ne reconnaît pas pour cause une lésion morbide.

Nous démontrerons, dans la suite, que cet écoulement est essentiellement lié à un travail spécial de l'ovaire, en vertu duquel une ou plusieurs vésicules de Graaf se gonflent et se rompent pour laisser échapper l'œuf qu'elles contiennent.

N'y a-t-il que la femme qui soit menstruée? Nous n'essayerons pas deréfuter les auteurs qui ont cru voir chez l'homme des phénomènes analogues à ceux de la menstruation; mais il n'en sera pas de même de ceux qui ont voulu nier l'analogie qui existe entre le rut chez les femelles des animaux et la menstruation chez la femme. Chez les femelles, en effet, à des époques périodiques, la vésicule de Graaf se gonfle et se rompt pour laisser échapper l'œuf de Baër, et il n'est nullement nécessaire, pour que tous ces phénomènes s'accomplissent, qu'il y ait approche du mâle. Cependant on a observé que le contact du mâle peut hâter l'époque du rut, de même que les émotions d'une première nuit de mariage font souvent apparaître les règles avant leur terme ordinaire. Les parties génitales des femelles laissent écouler, au moment du rut, un liquide séreux, ayant une odeur spéciale, et ce liquide est même du sang pur chez la femelle du singe.

C'est à cette époque, quoi qu'en dise Burdach, que les femmes, comme les femelles, ont le plus d'ardeur pour les plaisirs de l'amour, et offrent les conditions les plus favorables pour concevoir.

Les différences qu'on a voulu établir entre le rut et la menstruation ne sont pas, selon nous, fondées sur de bonnes raisons.

1° On ne peut rien conclure de ce que la périodicité n'est pas la même chez la femme et chez le plus grand nombre des animaux ; car, d'une part, l'influence des causes extérieures se fait sentir aussi bien sur les fonctions qui perpétuent l'espèce que sur celles qui entretiennent la vie ; et l'histoire des modifications apportées dans les mœurs des animaux par la domestication, nous fournit des exemples nombreux de cette influence : ainsi le pigeon, qui, à l'état de liberté, pond une ou deux fois par an, pond sept ou huit fois par année dans nos colombiers. La femelle du lapin, qui a dans nos forêts une ou deux portées par année, met bas jusqu'à sept fois par an, à l'état de domesticité ; d'une autre part, dans certains pays, comme au Japon, en Laponie, les femmes ne sont réglées que deux ou trois fois par an.

2° Chez les animaux, c'est le gonflement inflammatoire des organes, a-t-on dit, qui donne naissance au liquide séreux pendant le rut. On ne voit rien de semblable chez la femme, ce qui est une erreur, car chez beaucoup de femmes les mêmes phénomènes se produisent à l'approche des règles.

3° On n'a pas trouvé une meilleure raison que les précédentes, en disant que c'est dans la période du rut que les animaux se recherchent, et qu'il n'en est pas de même chez la femme. Je ne dirai pas que cette différence tient à la civilisation, car elle s'observe chez les sauvages ; mais elle tient au désir inné chez l'homme d'augmenter ses jouissances, à la facilité qu'il a de provoquer ce désir par la parole, les lectures, les attouchements, et surtout peut-être à l'amour dont l'homme seul est capable. Disons, du reste, qu'il n'est pas absolument prouvé que ce n'est que dans la période du rut que les animaux se recherchent.

Nous concluons donc que si le rut et la menstruation ne présentent pas une identité parfaite, ce sont du moins deux fonctions qui offrent la plus grande analogie, surtout dans le phénomène fondamental, qui est la rupture de la vésicule de Graaf.

Les femmes ont-elles toujours été menstruées dans tous les pays, et, dans le même pays, le sont-elles toutes ? La menstruation est une fonction normale à laquelle ont été assujetties, dans tous les temps, à quelques exceptions près, les femmes bien constituées, quelles que soient leur couleur, la contrée qu'elles habitent, les latitudes où on les a observées, les institutions sociales dans lesquelles elles vivent. On trouve dans les auteurs anciens des passages qui parlent clairement de cette fonction de la femme, et il n'est pas nécessaire de réfuter la théorie d'Oken, qui ferait de la menstruation une conséquence de la civilisation, résultant de ce que les femmes ne cèdent point au désir qui les porte au coït.

Les récits des voyageurs, d'après lesquels les femmes du pôle arctique, celles du Brésil, etc., ne seraient point soumises à cet écoulement périodique, ne méritent pas de fixer plus sérieusement notre attention; il y a des femmes qui, bien que jouissant d'une santé parfaite, n'ont jamais été menstruées, et sont cependant devenues mères. Il sera facile de comprendre ces faits exceptionnels, si, comme nous l'a dit M. le professeur Paul Dubois, à propos d'une femme accouchée, pendant le mois de juillet 1855, dans son service. Réglée très-régulièrement pendant une heure environ, cette femme perdait, à chaque époque menstruelle, à peine quelques gouttes de sang; le travail ovarique se faisait chez elle, et coïncidait avec une perte très-minime de sang. On conçoit que le même travail (le seul qui soit nécessaire pour la conception) puisse se faire sans manifestation sanguine; on aura ainsi le dernier terme d'un phénomène qui présente de si nombreuses variétés. Si Rondelet parle d'une femme qui eut 12 enfants, si Joubert en cite une autre qui en eut 18, sans avoir jamais été menstruées, ce sont là des exceptions assez rares, pour qu'il nous soit permis de dire qu'en général les femmes non réglées sont inféconds et le plus souvent maladives. On cite un petit nombre de femmes qui ne sont réglées que pendant leur grossesse; Maygrier, Baudelocque, Deventer, en ont cité des exemples, et notre excellent et savant maître, M. Martin-Magron, nous a dit avoir observé dans sa clientèle un cas de ce genre.

§ II. — Périodicité des règles.

Les règles, du moment où elles sont établies, prennent une périodicité régulière, qu'elles conservent en général jusqu'à l'époque où elles doivent cesser; ce retour, comme leur nom l'indique, a lieu à peu près tous les mois, mais il offre des variétés remarquables.

Chez la plus grande partie des femmes, la période intermenstruelle est de vingt-six à vingt-huit jours; chez un grand nombre, elle est de trente jours; chez quelques-unes, elle va à six semaines et même davantage; il en est d'autres, au contraire, qui voient deux fois par mois.

La périodicité offre un type beaucoup plus régulier chez les femmes mères ou mariées que chez les vierges, dans les climats du Nord que dans ceux du Midi.

Les habitudes, l'éducation, la nourriture, les affections influent encore sur sa régularité. Gall assure que c'est généralement aux mêmes époques que toutes les femmes sont réglées, et il partage, à cet égard, les femmes en deux catégories : dans la première, il place celles qui sont réglées pendant les huit premiers jours du mois ; et dans la seconde, celles qui le sont pendant les huit premiers jours de la seconde quinzaine ; mais, comme le fait remarquer M. le professeur Paul Dubois, c'est une question encore peu élucidée.

MM. Parchappe et Brierre de Boismont ont fait justice de l'opinion des anciens, en établissant par des chiffres, qu'il n'y a pas de relation réelle entre les phases de la lune et la menstruation.

§ III. — DURÉE TOTALE DE LA MENSTRUATION.

L'établissement de la menstruation est l'indice d'une vie nouvelle pour la femme, et de son aptitude pour la conception. Cette fonction, essentiellement périodique et temporaire, existe depuis la fin de l'enfance jusqu'au commencement de la vieillesse, en se suspendant généralement pendant la grossesse et le plus souvent pendant la lactation. Sa durée est environ de trente à trente-cinq années, quoique, sous ce rapport, on remarque des différences nombreuses, selon les sujets et selon l'influence plus ou moins active des circonstances dans lesquelles ils passent leur vie. En général, les femmes qui ont été réglées dans un âge moins avancé, arrivent plutôt à l'âge critique ; cependant il n'est pas rare de rencontrer des femmes, qui, pubères à douze ans, voient encore leurs règles à cinquante et cinquante-cinq ans.

§ IV. — QUANTITÉ DE SANG ÉVACUÉ.

Il est difficile d'évaluer, d'une manière exacte, la quantité de sang que perd une femme à chaque époque menstruelle ; car, outre les obstacles qu'on trouve à recueillir exactement ce sang, sa quantité varie avec l'âge, le tempérament, la constitution, le genre de vie de la femme; aussi les auteurs ont-ils donné des évaluations très-différentes sur ce sujet. Selon Hippocrate, elle serait de 2 cotyles, ou 18 onces, d'après Galien; et si cette évaluation était exacte, elle nous prouverait que les femmes grecques avaient des règles très-abondantes, qui seraient excessives pour nos climats.

Mauriceau a évalué cette quantité de sang à 4 onces, Mallet à 10 onces de Haen, de 3 à 8 onces. Nous pensons que pour nos elmats on peut l'évaluer en moyenne de 180 à 200 grammes.

En prenant ce dernier chiffre, nous voyons qu'une femme, qui serait réglée pendant trente ans perdrait environ 75 kilogrammes de sang pendant cet espace de temps.

Nous dirons, d'une manière générale, que la quantité de sang perdue, pendant chaque période menstruelle, n'est pas en rapport avec sa durée; qu'elle est plus considérable dans les climats chauds. Ainsi Desormeaux parle d'observateurs qui ont vu souvent des européennes, transportées à Batavia ou à Java, mourir par suite de pertes menstruelles trop abondantes.

Les filles des villes perdent plus de sang que celles des campagnes; tandis que les filles de la campagne, qui viennent habiter Paris, perdent, en général, moins de sang qu'auparavant; mais cette anomalie apparente tiendrait, d'après M. Cazeaux, au manque d'aération, d'insolation et d'exercice, bien plus qu'au changement de régime alimentaire, qui est, en général, meilleur à la ville.

Les femmes grasses sont souvent peu réglées. Les personnes voluptueuses, celles qui sont maigres, nerveuses, le sont au contraire abondamment. Les filles publiques perdent, en général, beaucoup de sang.

Du reste, une foule de circonstances influent, pendant cet écoulement, sur sa quantité. La moindre émotion morale, chez certaines femmes, l'arrête et le supprime.

Observées dans le cours d'une journée, on voit les règles couler avec abondance, lorsque la femme se lève, diminuer ensuite, s'arrêter même, pour reparaitre dans l'après-midi ou la soirée.

Parfois le travail de la digestion, immédiatement après le repas, les fait cesser tout à fait pendant quelques instants et même quelques heures. L'action du froid à l'extérieur, les boissons froides, ont une influence analogue.

§ V. — Nature du sang des règles.

Bien qu'Hippocrate et Aristote eussent déjà comparé le sang des menstrues à celui qui coule d'une victime, c'est-à-dire à du sang très-pur, c'était une opinion, généralement répandue chez les anciens, que ce sang est essentiellement malfaisant et très-dangereux pour l'homme qui cohabite avec la femme dans ce moment; cette opinion est même restée enracinée dans le peuple, jusqu'à nos jours.

C'est là une erreur, quoiqu'alors l'état particulier dans lequel se trouve la femme puisse donner un écoulement, quoiqu'on voie à la surface de la peau, une excrétion acide qui agit sur le bleu des fausses turquoises, en les rendant vertes. Il n'est pas vrai non plus de dire, avec Hippocrate et Aristote, que ce sang est pur; il est plus épais, plus visqueux que le sang ordinaire; sa couleur se rapproche du sang veineux, et l'on a comparé son odeur à celle de la fleur de souci.

M. Denis et M. le professeur Bouchardat, dans leurs analyses, ont trouvé que ce sang était un mélange de sang artériel et de mucus; ils y ont trouvé des globules, du mucus, des lamelles d'épithélium provenant de la surface interne de l'utérus, des follicules de cet organe et du vagin. On y trouve aussi quelquefois des fausses membranes, dont la structure, identique à celle de la caduque, démontre l'analogie qui existe entre la menstruation simple et la fécondation.

Il n'est pas imputrescible, comme on l'a dit, et il est coagulable, bien qu'il contienne moins de fibrine que le sang pur. Du reste, ses qualités varient avec l'état général de la santé de la femme.

§ VI. — SIÉGE ET DÉVIATION DES RÈGLES.

Il est bien démontré aujourd'hui que le sang des règles vient de la cavité de l'utérus, dont la muqueuse hypertrophiée laisse transsuder le sang à travers de petites gerçures microscopiques dont elle est parsemée. Haller et Osiander l'ont recconnu par l'observation directe dans des cas de renversement de la matrice ; de nombreux observateurs ont, après eux, constaté le même fait dans des cas semblables, et dans des autopsies de femmes mortes pendant qu'elles avaient leurs règles.

J'ai vu moi-même du sang dans la cavité de l'utérus d'une femme morte pendant qu'elle avait ses règles.

On peut voir, en se servant du spéculum, le sang sortir de l'orifice de la matrice ; et même, en portant simplement le doigt dans le vagin, on sent le liquide sortir du museau de tanche.

Dans les occlusions du col de l'utérus, le sang s'accumule dans l'intérieur de la matrice, la distend, et détermine de graves accidents.

D'un autre côté, il est également certain que l'on a vu quelquefois le sang transsuder de l'intérieur du vagin ou de la vulve ; mais ce sont là des anomalies, que l'on doit ranger parmi ces divers états morbides ; ces *déviations des règles*, dans lesquelles on voit le sang sortir par des voies insolites, telles que les narines, les oreilles, l'urèthre, les mamelles, l'ombilic, les ongles, les gencives, et dont il existe aujourd'hui, dans la science, un assez grand nombre d'exemples. Haller en cite un grand nombre dans le chapitre intitulé *Quæ mensium locum tenent.*

Nous empruntons au *Traité d'accouchements* de Gardien un exemple remarquable de déviation des règles ; c'est une observation relative à une jeune fille de la Salpétrière et recueillie en l'an X, par Brulé.

Première déviation. Les règles se supprimèrent chez une jeune fille dont la vie avait été jusqu'alors un tissu d'infirmités qui s'étaient succédées; la menstruation se fit alors, pendant six mois, par les petites plaies qu'avaient laissées aux jambes de légères vésicules qui s'étaient crevées.

Deuxième déviation. Il parut des boutons au bras gauche, qui s'abcédèrent et fournirent, pendant un an, le sang aux époques menstruelles.

Troisième déviation. Il survint un panaris au pouce gauche, une crevasse sur la première phalange; au bout de deux mois, le sang menstruel coula périodiquement pendant six mois par cette partie.

Quatrième déviation. La fille est atteinte d'un érysipèle à la face, d'inflammation à l'œil gauche qui détermine deux ouvertures, l'une à l'angle nasal, l'autre sur le milieu de la paupière supérieure. Ces deux ouvertures fournirent pendant deux ans l'évacuation périodique, qui cessa de se faire par le pouce gauche.

Cinquième déviation. Un érysipèle se manifesta à l'abdomen avec démangeaison vive; le nombril devint douloureux, et pendant cinq mois, le sang a coulé régulièrement par cette partie, à chaque époque menstruelle.

Sixième déviation. Un accident léger survint à la malléole interne du pied gauche, et y détermina l'évacuation menstruelle pendant quatre mois.

Septième déviation. Une douleur vive se déclara à l'oreille gauche; elle détermina un écoulement par cette voie, à deux époques menstruelles.

Lorsque le sang n'a coulé par aucune voie fixe, il est survenu des hémorrhagies nasales et des vomissements de sang précédés de convulsions, de maux de tête, et d'étourdissements.

Chez les femmes réglées pendant leur grossesse, le sang vient sans doute du col de l'utérus ou du vagin.

§ VII. — CAUSES DE LA MENSTRUATION.

La vraie cause de la menstruation fut longtemps ignorée. La gloire d'avoir résolu ce problème appartient à Power, Gidwood, et à MM. Négrier, Coste, Pouchet (de Rouen), Raciborski, Bischoff, etc., dont les travaux remarquables ont démontré, d'une manière positive, que ce phénomène est lié intimement à la chute spontanée de l'œuf.

Nous ne parlerons pas des hypothèses que l'antiquité avait faites sur ce sujet, pour nous arrêter un instant à des hypothèses plus modernes, que les travaux récents sur l'ovologie ont complétement détruites. Haller ne voyait dans la menstruation qu'une pléthore périodique, destinée à tenir en réserve la quantité de sang nécessaire à la nutrition du fœtus, et dont l'utérus se débarrasse régulièrement, hors le temps de la gestation. Paracelse attribuait ce phénomène à une fermentation.

Burdach est à coté de la vérité lorsqu'il croit trouver la cause de la menstruation dans la force plastique du sang, qui serait plus énergique chez la femme que chez l'homme. Est-il plus heureux lorsqu'il considère la matrice comme un poumon accessoire destiné à débarrasser l'économie d'un excès de carbone? Les expériences de MM. les professeurs Andral et Gavarret, qui ont vu que les femmes réglées rendent par la respiration moins d'acide carbonique que celles qui ne le sont plus, pourraient donner à cette manière de voir une certaine valeur, si la quantité de carbone exhalée par la respiration n'était incomparablement plus grande que celle qui est perdue pendant l'hémorrhagie menstruelle.

M. Négrier, le premier en France s'appuyant sur des faits, démontra le lien qui existe entre la fonction des ovaires et le retour des époques menstruelles; il rappela les observations de Simon, de

Pott, de Pearson, qui établissent que les femmes manquant congéni-
talement d'ovaires ne sont pas menstruéee, et que celles qui les perdent cessent de l'être. Les observations d'Engel, de Dupuytren, de
Bloxam lui servirent, d'un autre côté, à prouver qu'il y a nubilité,
désirs vénériens, et que le *molimen mensium* se fait sentir chez
quelques filles pourvues d'ovaires, mais privées d'utérus.

Chez quelques femmes, on a pu compter sur les ovaires autant de
cicatrices qu'il y avait eu de menstruations antécédentes; ces observations avaient été faites en 1821 par Power, et vérifiées, en 1825
ou 1826, par Gidwood. Les conséquences que ces observateurs ti-
rèrent de ces faits avaient été les mêmes que celles de M. Négrier;
nous devons dire que le célèbre professeur d'Angers ignorait, sans
aucun doute, les travaux de ses devanciers. M. Négrier conclut de là
que l'évolution des vésicules de Graaf est la cause de la menstruation, et que les ovaires sont la cause de l'excitation de l'utérus, sans
que jamais l'utérus devienne cause d'excitation pour les ovaires.

La plupart des auteurs admettent que la rupture de la vésicule de
Graaf coïncide avec le terme de l'écoulement sanguin ; pour M. Négrier, la vésicule se rompt lorsque cet écoulement est à son maxi-
mum; dans tous les cas, il faut reconnaître qu'il y a coïncidence
entre l'hémorrhagie utérine et la maturité de l'œuf, puisque ces
phénomènes concourent tous les deux à un but commun, la conception.

CHAPITRE II.

DE LA PUBERTÉ.

Comme nous l'avons déjà dit, l'apparition des premières menstrues est l'indice le plus saillant de la puberté, c'est-à-dire de l'aptitude de la femme à être fécondée.

§ I. — Phénomènes qui précèdent la première éruption des règles.

Au moment de l'adolescence , il se produit dans le physique et dans le moral de la jeune fille des changements très-importants. Les ovaires deviennent plus volumineux et prennent leur forme bosselée ; la matrice s'élargit vers le fond. Des poils apparaissent au pubis, puis aux grandes lèvres ; les parties génitales deviennent turgescentes, et le clitoris plus gonflé est plus apte à s'ériger. Il se fait par la vulve un écoulement muqueux, plus ou moins abondant, qui tache le linge et a une odeur spéciale. Les seins augmentent de volume, et, chez les femmes qui seront bonnes nourrices, ils prennent une forme allongée, semblable au pis de la chèvre ; des veines apparaissent à leur surface ; le mamelon, plus saillant sur l'aréole, qui a pris une teinte rosée, est apte à l'érection. Les parotides prennent souvent du développement ; et il y a même quelquefois des oreillons qui disparaissent lorsque la menstruation est établie. La voix se modifie sous le rapport du timbre et du volume ; aussi est-il nécessaire de la ménager et de cesser l'étude du chant.

Le caractère de la jeune fille change ; elle devient plus sérieuse et n'ose plus partager les jeux des jeunes garçons, dont naguère elle faisait volontiers sa société, elle devient plus circonspecte, et ne traite plus ses anciens compagnons de jeux que comme des enfants qu'elle protége ; elle sent qu'elle va devenir femme ; la coquetterie se développe, car elle a le désir de plaire. En présence de jeunes gens plus âgés, son cœur bat plus vite, son visage se colore, et, si elle est encore ignorante et naïve, elle éprouve de vagues désirs, de mystérieuses aspirations, voiles épais que l'amour viendra soulever plus tard.

§ II. — Phénomènes qui accompagnent la première éruption des règles.

La première éruption des règles se fait quelquefois sans prodromes bien marqués, c'est parfois en jouant, en dansant, parfois pendant le sommeil qu'apparaît cette hémorrhagie ; dans beaucoup de cas, au contraire, il se manifeste des phénomènes nombreux dans le reste de l'organisme, mais dont les plus importants se passent dans l'appareil générateur, et surtout dans l'utérus, qui devient le siége d'une congestion sanguine d'abord, et ensuite d'une véritable hémorrhagie.

L'organisme tout entier éprouve une excitation générale plus ou moins prononcée, la face devient plus colorée, les yeux se cernent ; la jeune fille éprouve un sentiment de lassitude, parfois même quelques douleurs de tête, une sensation de gonflement et de tension dans le bas-ventre, des pesanteurs dans les régions lombaires et sacrées ; les mamelles sont gonflées et douloureuses, l'appétit est diminué et bizarre, les acides et les substances nuisibles sont préférées, et on observe souvent des maux d'estomac, des digestions difficiles, des coliques parfois très-vives.

Enfin l'écoulement muqueux qui existait déjà devient plus abondant et amène un soulagement marqué ; il persiste pendant quelques heures, rarement plus d'un jour, et alors il est remplacé par une excrétion peu abondante de sang pur, qui dure rarement plus de deux ou trois jours.

Cette nouvelle fonction trouve l'organisme d'un certain nombre de jeunes filles préparé, pour ainsi dire à leur insu, à son établissement, et ou voit même la puberté avoir une influence heureuse et faire cesser des maladies qui jusque-là avaient résisté aux médications les mieux entendues.

Mais il n'est malheureusement pas rare de voir cette époque devenir, chez certaines femmes, le signal des plus violentes perturbations; certaines maladies lui emprunter une force nouvelle, et s'enfoncer plus profondément dans l'organisme.

C'est aussi à cette époque que l'on voit le plus souvent survenir la nymphomanie, triste maladie qu'accompagnent les discours les plus lascifs, les actes les plus obscènes.

« J'ai vu, dit Buffon, une fille de douze ans, très-brune, d'un teint vif et coloré, d'une petite taille, mais déjà formée, avec de la gorge et de l'embonpoint, faire les actions les plus indécentes au seul aspect d'un homme; rien n'était capable de l'en empêcher, ni la présence de sa mère, ni les remontrances, ni les châtiments; elle ne perdait cependant pas la raison, et son accès, qui était marqué au point d'en être affreux, cessait dès le moment qu'elle demeurait seule avec des femmes. »

§ III. — Époque de la première menstruation.

L'âge auquel l'hémorrhagie menstruelle commence à se montrer varie avec les climats; et dans le même climat des causes extérieures indépendantes de l'individu et des causes qui tiennent à l'individu lui-même, ont une grande influence sur l'époque à laquelle la nubilité commence chez la jeune fille. Cependant nous pouvons fixer pour limites extrêmes de l'apparition de la puberté : dix ans pour les climats les plus chauds, et dix-huit ans pour les plus froids. Dans nos contrées, cet âge est compris entre la treizième et la quinzième année, mais il peut varier exceptionnellement dans des limites assez étendues; sans parler des cas dans lesquels on a vu sortir du sang de la vulve de petites filles, à leur naissance, à trois mois, à deux ans, à sept ans; nous rappellerons que Haller a vu lui-même une jeune fille de neuf ans, petite, délicate, réglée très-régulièrement depuis quelques années; une autre devenue enceinte au même âge, et d'autres devenues mères à dix et à douze ans : on trouve dans le traité d'accouchement de M. le professeur Moreau, l'observation rapportée par le Dr Lebeau, d'une jeune fille de la Nouvelle-Orléans,

qui était menstruée à quatre ans, dont les seins avaient la grosseur
d'une forte orange, et dont le bassin présentait des dimensions telles,
qu'elle offrait les conditions voulues pour devenir mère. Nous pour-
rions citer, en opposition avec les faits précédents, des femmes qui
n'ont été réglées qu'aux âges de vingt, trente et quarante ans ; nous
avons déjà dit que des femmes sont devenues mères sans jamais avoir
été réglées. Quoi qu'il en soit, ces exceptions sont trop peu nombreuses pour nous faire oublier les lois générales qui fixent l'âge
de puberté chez le plus grand nombre des jeunes filles d'un même
pays.

Climat. Pour ce qui est de l'influence du climat, Haller dit que les
filles sont nubiles plutôt dans les pays méridionaux que dans les
contrées septentrionales, dans les plaines que dans les montagnes,
où l'apparition des règles est souvent retardée jusqu'à l'âge de vingt-
quatre ans.

On admet généralement aujourd'hui, que la menstruation est plus
précoce dans les pays chauds que dans les pays froids. Voici, d'après
les nombreuses recherches statistiques auxquelles la menstruation a
donné lieu, dans ces dernières années, l'âge moyen de la première
éruption des règles dans les principales localités : Gœttingue, 16 ans,
038 ; Manchester, 15 ans, 191 ; Paris, 14 ans, 504 ; Lyon, 14 ans,
492 ; Toulon, 14 ans, 081 ; Marseille, 13 ans, 940.

Dans les pays qui avoisinnent l'équateur, tels que l'Éthiopie,
l'Égypte, l'Inde, l'âge ordinaire de la première apparition des règles
paraît être de dix à quatorze ans ; tandis que dans les pays du Nord,
tels que la Suède, le Danemark, etc., ce n'est d'ordinaire qu'à dix-
huit ans que les filles deviennent nubiles.

Le Dr Roberton, chirurgien de l'hospice des femmes en couches
de Manchester, a publié un travail très-curieux, dans lequel il cher-
che à renverser toutes les idées reçues jusqu'à présent, sur l'influence
que le climat exerce sur l'apparition de la première menstruation ;
mais ses observations, faites sur des négresses, sont loin d'être con-

cluantes, car il est très-difficile de déterminer exactement l'âge des négresses.

Habitation. L'habitation a aussi une grande influence sur l'époque de la première apparition des règles; mais les causes de cette influence sont complexes. A l'habitation, en effet, se rattachent, en général, les causes de température, de vêtements, de nourriture, de mœurs, etc. Ainsi, en considérant deux villages situés sur la même latitude, mais dont l'un sera exposé au nord et l'autre au midi, on verra que les jeunes filles de ce dernier village sont plus précoces que celles du premier.

Les habitantes des villes sont aussi plus précoces que celles des campagnes, ce qui tient, selon nous, à la plus fréquente exitation du système nerveux, par les bals, les danses, la musique, les lectures, les théâtres, etc., toutes choses enfin créées pour occuper leurs dangereuse oisiveté; tandis que, chez les filles de la campagne, absorbées par des travaux pénibles, l'imagination reste endormie, et l'influence du système nerveux est beaucoup amoindrie par celle que doit prendre le système musculaire.

Habitudes. L'influence des habitudes sur l'époque de l'apparition de la première menstruation n'est pas moins grande.

Nous dirons, d'une manière générale, que toute habitude qui peut hâter la maturité de la vésicule de Graaf, comme le coït et la mastrubation, fera apparaître plus tôt les premières règles.

Tempérament, constitution. Les difficultés qu'on éprouve à désigner d'une manière précise le tempérament d'un individu, quels que soient les soins qu'on y apporte, permettent seulement de reconnaître que son influence est réelle et que les jeunes filles sanguines sont réglées les premières, puis les lymphatico-sanguines, les lymphatico-nerveuses, et, en dernier lieu, les lymphatiques.

Est-il exact de dire, avec M. Jacquemier, que les règles paraissent également plus précoces chez les femmes dont la constitution est forte ou seulement bonne, que chez celles dont la constitution est délicate.

§ IV. — MODE D'APPARITION DE L'ÉCOULEMENT SANGUIN.

En général, lors des premières menstrues, la jeune fille perd peu de sang; le mois suivant, il n'y a plus qu'un écoulement muqueux, et au deuxième mois le sang reparaît. La jeune fille est réglée alors comme une personne faite, chez laquelle apparaissent, en général, les caractères suivants :

1er jour. Liquide séreux, peu abondant et peu coloré;

2e jour. La quantité de sang devient plus abondonte et l'emporte sur celle du mucus;

3e jour. Le sang est pur comme celui qui s'échappe du nez pendant une epistaxis;

4e jour. Les caractères sont les mêmes qu'au deuxième;

5e jour. Comme au premier;

Enfin, le 6e jour, tout est fini.

Mais il n'est pas rare de voir le sang paraître un jour, manquer le lendemain, puis couler de nouveau abondamment un peu plus tard.

La durée de l'écoulement sanguin que nous avons pris pour type est la plus ordinaire; cependant il y a de nombreuses exceptions à cette règle, sous le rapport de la durée de l'écoulement et sous celui de la quantité de sang perdue, pendant chaque époque menstruelle, par les diverses femmes.

La durée de chaque écoulement est plus longue dans les villes que dans les campagnes, chez les femmes petites, délicates, nerveuses, que chez celles qui sont grandes, fortes, sanguines; chez les personnes qui mènent une vie sédentaire, molle, voluptueuse, que chez celles qui se livrent à des occupations actives et dont les mœurs sont régulières.

En moyenne, la durée de chaque écoulement est de 3 à 8 jours, chez la généralité des femmes.

Exceptionnellement, il est des femmes qui ne sont réglées qu'un jour, que quelques heures, et d'autres qui le sont pendant quinze jours.

CHAPITRE III.

APERÇU SUR LE TRAVAIL QUI SE FAIT DANS L'OVAIRE A L'ÉPOQUE DE LA MENSTRUATION.

§ 1.

Les anciens, dominés par cette idée que la génération, dans notre espèce, devait faire exception, et n'ayant jamais rencontré avant la conception d'œufs ni chez la femme, ni chez les femelles des mammifères, ils supposèrent que la formation de l'œuf datait seulement du moment où la liqueur séminale se réunissait à un élément femelle *indéterminé*.

Cette exception enfanta de nombreux systèmes que nous ne passerons point en revue et qui, malgré leur peu de fondement, régnèrent sans partage dans la science jusqu'à la seconde moitié du 17e siècle.

Avant Aristote et Hippocrate, l'antiquité discutait déjà sur la prédominance de l'un ou de l'autre sexe, ou sur leur égale influence dans l'acte de la génération : selon les uns, le germe provenait du mélange de deux éléments également importants, l'un mâle, l'autre femelle ; selon les autres, l'embryon venait uniquement de la semence du père, et la mère fournissait seulement la place où il doit se développer.

A ces idées, purement spéculatives, succédèrent deux systèmes que nous allons exposer brièvement et qui durent au génie de leurs auteurs la grande faveur dont ils jouirent si longtemps :

1° Celui d'Hippocrate, qui supposa que les deux sexes possèdent chacun deux semences, l'une forte, l'autre faible, dont ils tirent la source de toutes les parties de leur corps, et surtout des centres nerveux; que le mélange de ces liqueurs dans l'utérus, sous l'influence de la chaleur propre de cet organe, donne naissance a l'embryon.

2° D'un autre côté, Aristote admit que le fluide séminal, dont il reconnaît l'existence seulement chez le mâle, renferme quelque chose d'éthéré et d'immatériel, contient surtout l'élément des autres parties et fournit la forme de l'embryon avec le principe de son mouvement; il admit encore que la femme n'ayant pas de semence, le sang des menstrues en tient lieu chez elle; que ce sang est épaissi par le principe éthéré de la semence de l'homme et qu'enfin l'embryon naît de cette coagulation. En un mot, pour rappeler les expressions d'Aristote, le sang menstruel est le marbre, le sperme le sculpteur, le fœtus la statue.

A partir de Fabrice d'Aquapendente et de Malpighi, les idées anciennes sur la génération commencèrent à être ébranlées, mais c'est surtout aux expériences de Régnier de Graaf que sont dus les plus rudes coups portés à ces systèmes. Plusieurs hommes de haut mérite se sont disputés l'honneur de la découverte des vésicules ovariennes; Stenon paraît être le premier qui ait découvert ces vésicules dans l'ovaire d'un chien de mer femelle, le premier aussi il les appela des œufs et donna le nom d'ovaire à l'organe qui les contient.

Swammerdam a réclamé cette découverte, et Van Horne paraît même les avoir vues avant de Graaf. Quoi qu'il en soit, ce dernier anatomiste, ayant ouvert souvent des femelles des mammifères, quelque temps après l'accouplement et observé sur l'ovaire autant de déchirures qu'il comptait d'œufs dans l'intérieur de l'utérus, reconnut par là l'importance des vésicules ovariques, qui depuis ce

temps ont conservé son nom. Il les appela des follicules et il dit net-
tement que ces follicules contiennent des œufs ; mais que les œufs
dans l'ovaire sont beaucoup plus gros qu'ils ne le sont dans la
trompe ou dans l'utérus au moment où ils y arrivent. Ils sont dix
fois plus petits alors, dit-il, parce qu'en sortant du follicule, ils se
dépouillent d'une substance comme glanduleuse qui reste dans ce
follicule.

Les observateurs qui vinrent après de Graaf prirent les follicules
de cet auteur pour de véritables œufs et les appelèrent *ova Graafiana*.

Il fallut un siècle pour que G. Cruikshank, observant des œufs
dans les trompes utérines des lapines, et les trouvant plus petits
que les *ova Graafiana*, il en conclut sans peine que ceux-ci ne pou-
vaient être de véritables œufs.

En 1825, Prévost et Dumas crurent deux fois voir ces œufs, sur
l'ovaire de la chienne, sous la forme de corps sphériques extrême-
ment petits.

Enfin, en 1827, Charles-Ernest de Baër fixa l'opinion des physio-
logistes en découvrant l'œuf chez la femme et les mammifères, et en
démontrant, de la manière la plus positive, qu'il existe dans l'o-
vaire avant la conception.

En 1821, Powers avait dit, qu'à chaque époque menstruelle, il se
fait dans l'ovaire un travail qui amène la rupture d'une vésicule de
Graaf, en même temps que le flux menstruel a lieu, mais cette idée
fut perdue.

En 1831, M. Coste annonça d'une manière positive que la vésicule de Graaf crève indépendamment de la fécondation, mais il
n'établit point de relation entre ce phénomène et celui de la menstruation.

En 1839, M. Gendrin reproduisit la même idée que Power avait
émise vingt ans plus tôt.

En 1840, M. Négrier (d'Angers), réclamant la priorité sur M. Gendrin, publia une série d'observations par lesquelles il démontra
qu'à chaque menstruation il se fait dans l'ovaire un travail qui amène

la rupture d'une vésicule de Graaf, sortie d'un œuf et formation d'un corps jaune; il prouva que tant que la femme est réglée, il se fait une cicatrise dans l'ovaire, que lorsqu'il n'y a plus de menstrues il n'y a plus de cicatrice produite.

§ II.

Les ovaires constitués à l'extérieur par une écorce fibreuse, dense, à l'intérieur, par un tissu spongieux et vasculaire, contiennent dans leur épaisseur de petites vésicules, découvertes par Graaf, dont elles ont conservé le nom.

Ces vésicules sont formées de deux membranes, dont l'extérieure est rétractile ; elles renferment un ovule, d'une petitesse extrême, ne dépassant pas un dixième de ligne d'épaisseur ; c'est l'*œuf humain,* à la découverte duquel Charles-Ernest de Baër a attaché son nom, comme Harvey a attaché le sien à la découverte de la circulation.

En examinant cet œuf au microscope, on y distingue : une membrane externe ou *vitelline,* contenant dans son extérieur le *vitellus* ou *jaune,* plus une petite vésicule, la *vésicule de Purkinge,* découverte par M. Coste, chez les mammifères, laquelle contient la *tache germinative.*

§ III. — MODIFICATIONS DES OVAIRES A L'ÉPOQUE DE LA PUBERTÉ.

Très-petits dans l'enfance, les ovaires acquièrent un volume sensiblement plus considérables, deviennent plus gros, plus élastiques, aux approches de la puberté ; mais ce sont surtout les vésicules de Graaf qui subissent des changements importants à noter.

A peine visibles dès les premières années de la vie, quoique pouvant être constatées, ces vésicules deviennent et plus grosses et plus nombreuses. On en trouve, chez la femme pubère, quinze ou vingt plus superficielles et dont le volume, relativement plus considérable, donne à l'ovaire une surface inégale.

§ IV. — ÉVOLUTION D'UNE VÉSICULE DE GRAAF.

Pendant que le travail de la puberté s'accomplit, une des vésicules de Graaf grossit notablement et vient former, à la surface de l'ovaire, une tumeur de la grosseur d'une cerise. M. Cazeaux en a figuré une d'après nature, et qui serait aussi grosse que le pouce. Nous en avons vu une qui avait à peu près cette dimension, mais alors elle était mûre. Cette distension est produite par une sécrétion abondante de liquide dans l'intérieur de la vésicule.

Celle-ci gonfle de plus en plus, ses parois s'amincissent; enfin, parvenue au terme de son accroissement, la capsule ovarienne semble rester stationnaire, jusqu'au moment où une surexcitation provoquée soit par la maturité de l'œuf, soit par le rapprochement des sexes, vient en déterminer la rupture; les parois amincies cèdent et se déchirent peu à peu; les membranes propres à la vésicule cèdent les premières et, après elles, le feuillet péritonéal. C'est à cette distension violente et souvent douloureux que M. Négrier attribue la congestion générale des organes de la génération.

A la suite de cette rupture, l'œuf est expulsé; il est saisi par le pavillon de la trompe de Fallope et en parcourt le canal pour arriver plus tard dans l'utérus. Il se fait, dans cette cavité, qui vient de se déchirer pour laisser échapper l'ovule, un travail de cicatrisation que nous allons décrire, travail important, qui donne naissance à ce qu'on a appelé les *corps jaunes*.

§ V. — DES CORPS JAUNES.

On donne, depuis Haller, le nom de *corps jaunes* à des masses qu'on trouve sur l'ovaire, et dont le volume varie depuis celui d'une cerise jusqu'à celui d'un grain de millet; leur couleur est jaune ou ardoisée, d'une consistance plus ou moins dure; ils occupent les espaces laissés vides par les vésicules de Graaf, desquelles ils procèdent.

Aussitôt après l'expulsion de l'œuf, la cavité qu'il laisse vide se remplit de sang qui va être résorbé peu à peu.

La vésicule de Graaf, composée, avons-nous dit plus haut, de deux feuillets, dont l'externe seul est rétractile, revient sur elle-même en suivant le retrait du caillot, et ses couches internes se plissent à mesure que le caillot est résorbé; et ces différents plis sont si nombreux, si plissés, qu'ils offrent quelque ressemblance avec les circonvolution du cerveau. La membrane interne de la vésicule de Graaf ne concourt pas seule à la formation de ces circonvolutions, qui résultent aussi de l'évolution des cellules de la membrane granuleuse. En même temps que ces circonvolutions se forment, elles prennent une coloration jaune orangé très-prononcée, et s'avancent de plus en plus vers la cavité, qu'elles tendent à combler; enfin il arrive un moment où il ne reste qu'une petite strie jaunâtre ou d'un gris ardoisé.

La formation du corps jaune succède toujours à la rupture d'une vésicule de Graaf. Considéré longtemps, par presque tous les auteurs, comme preuve irrécusable d'une conception antérieure, il est bien prouvé aujourd'hui qu'il peut se rencontrer chez une fille vierge parvenue à l'époque de sa puberté.

Le corps jaune, lorsqu'il n'y a pas eu conception, disparaît presque complétement au bout de vingt-cinq à trente jours, et laisse à sa place une petite cicatrice, qui persiste et offre les traces d'un caillot; s'il y a eu conception, au contraire, le corps jaune, formé en entier par la membrane granuleuse, n'offre pas de trace de caillot, et met cinq à six mois pour opérer son accroissement, qui est alors beaucoup plus considérable. On appelle ces derniers *corps jaunes vrais*, tandis que les premiers ont été appelés *corps jaunes faux*. Bischoff pense que les corps jaunes sont tout simplement un moyen de cica-

trisation analogue à celui par lequel les foyers des abcès s'obli-
tèrent.

CHAPITRE IV.

CESSATION DES RÈGLES.

L'écoulement menstruel que la femme a vu apparaître pendant
un certain nombre d'années doit cesser un jour, et avec lui toute
aptitude à la fécondation : c'est là un effet des lois mystérieuses de
son organisation.

Mais, de même que l'époque de la puberté a lieu à un âge varia-
ble, de même aussi l'âge de la cessation des règles variera suivant
les femmes, leurs habitudes, leur séjour, le climat qu'elles habitent, etc.

Les habitudes de la femme, l'indolence ou le travail, la continence
ou le libertinage, la sobriété ou l'intempérance, l'air des salons ou
l'atmosphère pure des champs, doivent influencer la durée de la
menstruation ; mais nous igno ons encore dans quel sens précis ces
conditions agissent. Il n'en est pas de même de l'influence du climat,
qui est aujourd'hui bien connue ; les climats chauds avancent cette
époque, les climats froids la retardent.

Dans nos pays, c'est entre la quarantième et la cinquantième année que la cessation des règles survient ; d'après un tableau de
M. Pétrequin, c'est, pour la moitié des femmes, entre la quarante-
cinquième et la cinquantième année ; pour M. Raciborski, l'âge
moyen est de quarante-six ans. On peut donc admettre en moyenne
que la durée totale de la menstruation est de trente à trente-
cinq ans.

Au reste, l'époque de la cessation des règles offre, comme celle de
leur début, de très-nombreuses anomalies. Desormeaux cite une

dame qui cessa d'être réglée à l'âge de vingt-trois ans. Il n'est pas rare de voir la menstruation se supprimer de trente-cinq à quarante ans; d'un autre côté, elle se prolonge souvent bien au delà de l'époque ordinaire, et avec elle les femmes conservent la faculté de concevoir. Pline rapporte que Cornélie mit au monde Valerius à l'âge de soixante-dix ans.

Donizetti parle d'une religieuse réglée jusqu'à soixante-dix-neuf ans. On trouve dans les *Mémoires de l'Académie des sciences* (1778), l'histoire d'une femme réglée à cent six ans.

Les ménopauses annonçant que chez la femme la fécondation a cessé, il ne doit plus y avoir de ponte périodique; aussi, à cette époque, les ovaires s'atrophient, leur enveloppe extérieure se ride et leur donne l'apparence d'un noyau de pêche.

La matrice et les mamelles semblent frappées du même coup qui a détruit l'orgasme ovarien; on les voit peu à peu s'atrophier et devenir, pour ainsi dire, étrangères à la vie générale.

La suppression de la menstruation n'est point, en général, brusque; elle est annoncée par des irrégularités soit dans la quantité, soit dans la périodicité de l'écoulement. Vers l'âge de trente-six ans, l'éruption sanguine est, le plus souvent, moins considérable, tout en restant régulière; puis, à un âge plus avancé, cette régularité disparaît; des retards de huit, quinze jours, trois semaines, se manifestent; parfois il y a une perte de sang très-considérable. Ce qui peut arriver de plus heureux pour la femme, c'est que cet écoulement diminue peu à peu, et cesse enfin pour ne plus reparaître. Mais une régularité aussi avantageuse se montre rarement : un malaise général, des signes de pléthore, se manifestent; des maladies, jusque-là restées latentes, se développent tout à coup.

Les femmes habituées aux jouissances de toute espèce, aux plaisirs des sens, dont la vie a été oisive et sensuelle, ressentent bien plus que les autres les effets de cet âge; celles-là surtout ont besoin, pour passer cette époque sans naufrage, de se soumettre strictement aux prescriptions d'une hygiène bien entendue ; leurs aliments, leurs boissons, leurs vêtements, leur habitation, enfin tous les agents modificateurs qui peuvent les influencer à cette époque, devront être réglés avec la plus stricte sévérité.

Cette époque est loin cependant d'être aussi funeste qu'on l'a dit, et de mériter en tout point le nom d'*âge critique* qu'on lui a donné. Des relevés statistiques de M. Benoiston de Châteauneuf, d'après lesquels, entre quarante et cinquante ans, la mortalité chez les femmes n'augmente pas plus que chez les hommes, on a même voulu conclure que cette époque est sans influence sur la durée de la vie de la femme ; mais je crois que l'on n'a pas assez tenu compte des nombreuses causes de mort qui cessent alors pour celle-ci, et qui nécessairement doivent être remplacées par d'autres, puisque la mortalité reste la même.

QUESTIONS

SUR

LES DIVERSES BRANCHES DES SCIENCES MÉDICALES.

Physique. — Expliquer les principales altérations de la voix dans les lésions des différentes parties de ses organes.

Chimie. — Quels sont les caractères du protochlorure d'antimoine?

Pharmacie. — De la composition chimique du lichen d'Islande; décrire les préparations pharmaceutiques dont il est la base.

Histoire naturelle. — Des caractères de la famille des gentianées.

Anatomie. — Des nerfs du larynx.

Physiologie. — De la sécrétion et du cours des larmes.

Pathologie interne. — De l'hémorrhagie dans les centres nerveux.

Pathologie externe. — De la cataracte.

Pathologie générale. — Du traitement des névroses.

Anatomie pathologique. — De l'inflammation aiguë et chronique des membranes séreuses.

Accouchements. — De la rétention du placenta dans l'utérus après l'expulsion de l'enfant.

Thérapeutique. — Est-il utile d'associer des médicaments?

Médecine opératoire. — De la résection des os du genou.

Médecine légale. — De l'accouchement prématuré artificiel.

Hygiène. — De l'hygiène publique en général.

Vu, bon à imprimer.

BOUCHARDAT, Président.

Permis d'imprimer.

Le Vice-Recteur de l'Académie de Paris,

GAYX.

www.ingramcontent.com/pod-product-compliance
Lightning Source LLC
Chambersburg PA
CBHW060524210326
41520CB00015B/4289